I0076167

8ºT_d64
797

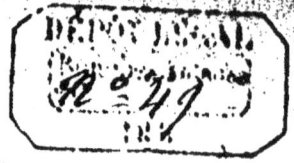

DÉPOT LÉGAL
N° 49
184

Désormais

Plus de Variole

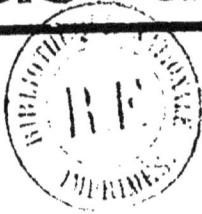

par le

Docteur F. AURIGO

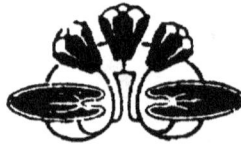

MARSEILLE

ÉTABLISSEMENTS MOULLOT FILS AÎNÉ

22-24-26, Avenue du Prado

—

1908

8.T 64 d
797

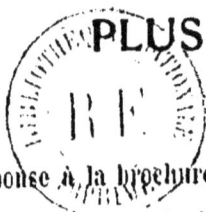

DÉSORMAIS
PLUS DE VARIOLE

Réponse à la brochure de Monsieur le Dr MASSAD, de St-Henri,
sur l'épidémie de variole de Marseille de 1906-1907

PRIX : 1 FR.

R F

2° T d⁴
-97

DU MÊME AUTEUR :

LA VÉRITÉ SUR LA TUBERCULOSE

LE SOLEIL GÉNÉRATEUR ET RÉGÉNÉRATEUR

Les éditeurs de ces deux ouvrages sont :

A PARIS

A. MALOINE, 25-27, Rue de l'École de Médecine

A MARSEILLE

FLAMMARION, Librairie Flammarion, 34, Rue Paradis

LA FÉGATOTHÉRAPIE

Méthode vivante, enseignée par les lois de la Nature

Chez M. MOULLOT, IMPRIMEUR

Avenue du Prado, 22, 24 et 26, Marseille

LA VARIOLE JUGULÉE EN MOINS DE DEUX JOURS

Chez M. MOULLOT, IMPRIMEUR

Avenue du Prado, 22, 24 et 26, Marseille

INTRODUCTION

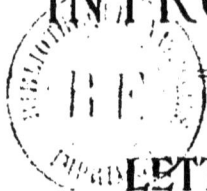

LETTRE OUVERTE

à Monsieur le Docteur MASSAD, de St-Henri

Mon cher Confrère,

Un ami de Paris, au courant de mes travaux sur la variole, a eu l'amabilité de m'envoyer votre brochure, relative à l'épidémie variolique de Marseille de 1906-1907..

Je ne connaissais pas votre travail, et on me l'a envoyé sans me rien expliquer; mais j'ai compris tout de même.

Je ne crois pas me tromper en disant que cet ami n'approuve pas l'esprit de votre brochure ; et qu'il ne serait pas fâché de voir réfuter une doctrine qui a fait son temps.

C'est donc pour répondre à une invitation formelle, bien que tacite, que j'ai pris la liberté de publier de nouvelles appréciations sur une question qui intéresse tout le monde, et dont j'ai découvert la solution.

En écrivant ces lignes, j'ai plutôt le désir ardent de faire connaître à mes confrères une vérité naturelle, que l'intention de répondre à votre brochure pour la réfuter. Au contraire, très sincèrement je vous sais gré de m'avoir fourni l'occasion de démontrer encore, toujours en me basant sur les lois de la nature, que l'enseignement classique, relatif à la variole, est erroné.

Je travaille à cette œuvre d'assainissement depuis de longues années, et je sais par expérience combien il est difficile de faire entendre la vérité.

Le corps médical a été renouvelé depuis la fameuse découverte de Jenner ; et presque tous nos confrères, qu'on me passe cette expression, ont sucé le vaccin de génisse avec le lait maternel.

Ils sont donc vaccinés, non contre la variole qui est un mythe, mais contre l'esprit de vérité qui est dans la nature. Et ils sont tellement imbus de l'erreur variolique qu'il sera bien difficile d'éclairer tous ces fanatiques.

Croire à une méthode dont l'efficacité ne peut pas être démontrée, et y croire parce que tout le monde est censé y croire, m'a tout l'air d'être une maladie d'ordre psychique, contre laquelle toute la pharmacopée ne peut rien. Cet état morbide qui se manifeste sous des idées préconçues et fausses, ne relève que de la psychothérapie.

Mais non ! de tous côtés j'entends des protestations, et il n'est pas vrai de dire que le corps médical est hypnotisé sur cette question. Non, ce n'est pas possible.

Hé quoi ! pendant que tout progresse autour de nous ; pendant que le génie négatif de l'homme entre en communication avec le génie positif de la Création pour enfanter des merveilles.... (la pensée de l'homme qui fait le tour de la Terre en quelques minutes, est une merveille ; l'acte de tenir une conversation d'un pays à un autre, est une merveille ; les ondes Hertziennes qui transportent la pensée à des distances considérables, rien que par les vibrations de l'air, sont une merveille ; et lorsque l'homme aura pris possession de l'air, comment appellerez-vous cela ?)....

...Oui ! pendant que tous ces prodigieux enfantements s'accomplissent ; pendant que l'homme marche à pas de géant à la conquête de ses besoins physiologiques, le médecin, lui, qui est censément le guide de ces besoins, restera-t-il seul en arrière ?

A l'aube du XXme siècle le verrons-nous encore penché sur le corps d'une créature humaine, en train de semer du pus ?....

Non ! cela ne sera pas ! cela ne peut pas être ! L'erreur a déjà trop duré !

Voilà à quel bienfaisant résultat je vise, et à quel humanitaire enseignement je me livre dans ma brochure.

Je sème la guérison certaine, pendant que d'autres sèment le pus chimérique.

La vérité naturelle immunisera-t-elle enfin l'esprit du corps médical actuel contre l'erreur Jennérienne ?

Je vous prie d'agréer, mon cher Confrère, mes salutations sincères et confraternelles.

Marseille, le 1er Septembre 1908

Dr AURIGO.

AVANT-PROPOS

La Nature est un guide sûr et indispensable à l'Homme

Un mot d'abord sur quelques principes préliminaires.

Chacun sait que pour distinguer dans la nuit, ainsi que pour se diriger dans l'inconnu, une lumière, une étoile, un guide, une boussole, etc., est indispensable à l'homme.

Mais ce que chacun semble ne pas suffisamment savoir, c'est que ces indicateurs sont tous d'essence naturelle, c'est-à-dire tous des choses et des êtres qui possèdent de la nature et non de l'homme, leur propriété d'éclairer, ou leur faculté d'orienter, d'indiquer et non la puissance arbitraire de mener, de dicter.

En effet la nature instruit et guide ceux qui l'interrogent ; mais, limitée à cela même elle ne porte aucune atteinte au libre arbitre de l'homme, puisqu'il reste libre de suivre ou de ne pas suivre l'indication donnée.

Un très rapide coup d'œil autour de nous va montrer combien la nécessité d'un guide nous est inhérente, combien son empire s'étend sur toutes nos idées géniales et se reflète sur toutes nos productions et inventions que cette loi façonne et modèle, même à notre insu, au point d'en faire des imitations, alors que nous les proclamons nos créations. Ce qui prouve que le germe des inventions est dans la nature.

Ainsi, le bateau n'a-t-il pas le cygne pour type ? La machine industrielle n'est-elle pas l'imitation de la machine humaine ? Le sous-marin n'est-il pas la copie de l'amphibie et du poisson ? Le ballon et l'aéroplane n'ont ils pas pour idéal préposé le vol des oiseaux.

Et, si nous regardons du côté des arts et des sciences, n'est-ce pas à la nature que l'artiste demande le modèle qui doit le guider ?

N'est-ce pas à la nature encore que le savant et le philosophe demandent la voie qui doit les conduire au vrai, écho du créé ?

La découverte de l'électricité, la science ne la doit-elle pas aux indications de la nature par l'ambre, la résine, le soufre et la grenouille disséquée ?

Et enfin si nous reportons notre regard sur les immensités de l'Océan, n'est-ce pas à la merveilleuse propriété indicatrice de l'aiguille aimantée, à ce magnétique index surhumain que l'on doit la conquête des mers ?

On le voit, par cette courte revue de quelques-unes de nos principales découvertes et inventions, aucune branche des connaissances humaines n'échappe à la loi commune qui impose un guide et veut que le génie négatif de l'humanité soit l'écho relatif du génie positif de la nature ?

Eh bien, puisque telle est la loi pour tous les hommes, où est le guide du médecin ? Car lui aussi est en face de l'obscur et dangereux océan des maladies.

Mais, dira-t-on, le génie du médecin, c'est sa science. Erreur, sa science, ici, l'éclaire, mais ne le guide pas.

Qu'on demande au capitaine marin ce que serait son savoir, sans la boussole : son savoir ne lui servirait pas à grand'chose, et sans ce guide merveilleux, que d'accidents, que d'erreurs, que de naufrages !

Eh bien, le médecin se trouve dans le même cas que le marin ; car le champ de ses investigations est immense. Qui l'a guidé jusqu'ici à travers l'océan presque insondable des maux qui couvrent la terre ? Le marin, je le répète, a la boussole pour se guider, où est la boussole du médecin ? Il n'en a pas et ne veut pas en avoir. Il se guide d'après ses propres lumières, mais cela ne suffit pas « *errare humanum est* » : aussi il marche à l'aventure, et il se trompe souvent.

Il ne faut pas croire pourtant que cet indicateur naturel, que ce guide indispensable lui fasse défaut dans la nature ; au contraire il pullule, il est partout. Seulement pour le reconnaître, comme tel, il faut, avant tout, être convaincu que la nature n'a rien dans son sein qui n'ait une finalité utile, et qui ne soit surtout un enseignement, un exemple pour l'esprit humain, dont le rôle consiste à refléter l'esprit de la nature, comme le rôle de la planète est de refléter la lumière du soleil.

Et pour démontrer surabondamment que la nature nous guide, même à notre insu, je vais me servir d'un exemple. Je pourrais en trouver un pour bien des maladies ; mais comme je n'ai en vue que la variole, je le choisis à son intention.

Le corps humain est une machine vivante, et la machine à vapeur industrielle en est l'imitation.

Ces deux machines ne diffèrent entre elles que par la perfection infinie de la première, comparée à la perfection relative de la seconde.

Malgré cela nous allons voir que l'analogie qui existe entre elles, est encore bien nette et bien frappante, jugez plutôt.

Personne n'ignore que la machine industrielle a besoin pour son alimentation, de trois sortes de produits : solides, liquides et gazeux, c'est-à-dire charbon, eau et air. Nous savons aussi que ces trois aliments sont consommés par trois organes : le foyer, la chaudière et la cheminée. A ces trois organes se rattachent trois voies d'évacuation destinées à l'expulsion des trois sortes de déchets que laissent les trois aliments. Ces voies d'expulsion sont le cendrier, pour les scories, résidus solides ; les robinets de purge, pour les résidus aqueux, et enfin la cheminée pour le dégagement des gaz et des résidus gazeux.

Lorsque la machine est régulièrement fournie de charbon, d'eau et d'air, et qu'elle est soigneusement débarrassée des trois sortes de déchets, la machine fonctionne normalement ; elle se porte bien, qu'on me passe l'expression.

Mais par contre, la machine fonctionne mal, son énergie est en danger de périr, si les scories étouffent le foyer ; ou bien si les sels corrosifs et les dépôts calcaires exposent la chaudière à une explosion, ou bien encore si la suie empêche le tirage de la cheminée.

Mais pour bien saisir toute l'importance de cette imitation, et pour profiter des enseignements qui découlent de cet exemple, mettons bien en parallèle les deux machines, l'humaine et l'industrielle.

J'ai dit que la machine à vapeur a besoin de charbon, d'eau et d'air.

— La machine humaine, de son côté, mange, boit et respire.

— J'ai dit que les trois aliments de la machine industrielle, charbon, eau et air, donnent lieu à trois déchets différents, solides, liquides et gazeux, et que le constructeur mécanicien a ménagé trois voies d'expulsion pour en débarrasser sa machine : le cendrier pour les scories, les robinets de purge pour les sous-produits liquides, et la cheminée pour le dégagement de la fumée.

— N'est-ce pas la même chose pour la machine humaine ? mêmes sous-produits et mêmes voies d'expulsion : l'intestin pour les déchets solides, les reins pour les déchets liquides, et les téguments externes et internes pour les déchets gazeux.

— J'ai dit enfin que les scories sont capables d'étouffer le foyer, que les sels corrosifs et les dépôts calcaires peuvent exposer la chaudière à une explosion et que la suie pourrait empêcher le tirage de la cheminée. Aussi, tout conducteur de machine à vapeur a des aides-mécanicien qui font régulièrement la toilette de la machine pour la débarrasser de ses sous-produits qui pourraient la faire éclater, ou tout au moins l'encrasser, l'étouffer et finalement l'arrêter dans sa marche.

Et la machine humaine n'a-t-elle pas, elle aussi, les mêmes sous-produits à expulser ? Et qu'arriverait-il, si son mécanicien oubliait de la tenir propre ? Vous figurez-vous quelqu'un dont l'intestin, les reins ou les pores de la peau ne fonctionneraient pas ? Et que deviendraient tous ces sous-produits qui, au lieu d'être expulsés régulièrement, seraient retenus dans l'organisme humain ? Ils deviendraient, soyez-en persuadé, la cause d'un grand nombre de maladies.

Depuis des siècles on va chercher bien loin le germe, jusqu'ici introuvable, qui donne soi-disant naissance à cette affreuse maladie, et personne ne se doute que la cause est en nous, et que c'est nous qui créons cette maladie autant par négligence que par ignorance.

Voilà la grande leçon, voilà le grand enseignement qui se dégage tout naturellement de la comparaison que je viens de faire, entre la machine humaine et la machine industrielle.

Si la machine à vapeur s'arrête, ou si elle fait explosion, que fera son mécanicien ? Ira-t-il accuser des Chinois ou des

Bédouins d'avoir apporté, je ne sais quel germe destructeur qui a causé la perte de sa machine ?

Allons donc ! il accusera ses aides de n'avoir pas tenu sa machine propre.

Mais la machine humaine aussi fait explosion dans la maladie que vous savez, mon cher Confrère ; et, moins bien avisés que le conducteur de la machine industrielle, vous et tant d'autres retardataires, vous accusez de ce malheur un tas de gens et de choses qui n'en peuvent mais. Seulement, quoi que vous disiez, quoi que vous fassiez et quoi que vous conseilliez ou ordonniez de faire, il restera toujours un témoin pour condamner votre erreur ; et ce témoin, il n'est au pouvoir de personne de le supprimer. C'est le guide naturel, c'est l'index surhumain qui ne cessera jamais de montrer, à ceux qui veulent le savoir, la cause vraie du mal que nous déplorons.

Et c'est cette cause que nous allons tâcher enfin de mettre en lumière.

Etiologie

La question qui nous divise, mon cher Confrère, peut être envisagée de différentes manières. Et la preuve qu'il en est ainsi c'est que nous ne voyons pas du tout les choses de la même façon : ce qui est blanc pour vous est noir pour moi et vice versa.

Il serait donc presque impossible de nous comprendre si nous ne définissions pas ce que nous entendons, vous, par variole, et moi par hémorragie toxinique. Commençons, si vous le voulez bien, par exposer brièvement votre théorie qui est celle de l'Ecole.

Etiologie officielle de la Variole

Mais à quoi bon parler de l'étiologie officielle de la variole ? Elle est présente à l'esprit de tous nos confrères, vous la connaissez mieux que moi, et je n'ai pas la prétention de mieux dire que les maîtres qui nous l'ont enseignée.

Je ne regrette qu'une chose, c'est que, après avoir lu attentivement les savantes descriptions des auteurs classiques sur ce sujet, je ne trouve rien, absolument rien qui me donne satisfaction sur l'étiologie vraie de cette affreuse maladie.

Ce qu'on a dit sur l'étiologie de la variole est si contradictoire et si invraisemblable qu'il faudrait tout réfuter : c'est trop long; je me réserve de relever ces erreurs un peu plus loin.

Je ne retiens, ici, qu'un seul point, et ce point est capital ; car si je parviens à démontrer qu'il est faux, tout le reste s'écroule : c'est de la définition de la variole que je veux parler.

Tous les auteurs classiques s'accordent à dire que la variole est un poison. Et ils affirment que ce poison est seul capable de communiquer cette maladie à l'homme.

Il est inutile de leur demander des explications sur ce genre de poison ; ils ne savent pas ce que c'est. Ils ne savent pas non plus d'où il vient, ou plutôt ils le font venir de partout, excepté d'où il vient réellement.

Enfin, la mauvaise fée qui a présidé à la naissance de la variole, a appelé cette maladie un poison, et poison elle reste, on ne peut rien tirer de plus de la science infuse des Jennéristes.

Pourtant si, sans en connaître la nature, nous examinons ce poison dans ses effets, nous voyons tout de suite que c'est un drôle de poison. On le dirait fait de commande ; puisqu'il est censé empoisonner l'un, sans faire de mal à l'autre. Il n'y a que les Jennéristes pour découvrir de pareils poisons ; j'ai beau chercher dans la nature, je ne trouve rien de semblable ; car pour moi, comme pour tout le monde, un poison est un poison. Et si je prends de la ciguë par exemple, et que j'en fasse boire à quelqu'un, j'empoisonne celui à qui je la fais boire ; tandis que vous, vous administrez votre poison à tout le monde indistinctement, et vous n'empoisonnez personne. Au contraire, les gens, d'après votre théorie, doivent se trouver bien de ce poison et se porter comme des charmes. C'est ce qui me fait dire encore une fois que c'est un drôle de poison, un poison comme il n'en existe nulle part.

Mais c'est bien plus fort, si par hasard il arrive que quelqu'un paraisse être la victime du poison variolique, comme cela a lieu très souvent (et je ne suis pas le seul à le constater ; puisque je lisais hier encore dans la « Correspondance Médicale » du mois de Juin 1908, page 80 : « Un cas de mort causée par le vaccin Jennérien », publié par le Docteur Chouten, médecin hollandais), eh ! bien, même dans ce cas, dis-je, le poison de la variole n'est pas la cause directe de l'accident mortel qu'il semble avoir causé en apparence. Cet accident est dû à des causes que nous expliquerons plus loin.

De sorte que de quelque façon qu'on envisage le germe spécifique de la variole, on trouve qu'il n'est jamais toxique. Heureusement ! car s'il l'était, l'univers entier se trouverait empoisonné.

Mais si le germe qui engendre la variole n'empoisonne pas celui qui le reçoit dans son sang et chaque fois qu'il reçoit, c'est que ce n'est pas un poison : et par conséquent la riole qui est ce germe multiplié indéfiniment n'est pas un poison non plus. Et qu'est-ce qu'un poison qui n'empoisonne pas ? C'est un poi-

son chimérique qui n'existe que dans l'imagination des Jennéristes.

Après les explications vraies, sincères et loyales que je viens
de donner, j'ai bien le droit, je pense, d'inviter les auteurs classiques à mieux éclairer leur lanterne, s'ils veulent que les étu-
diants et même les médecins distinguent quelque chose dans leur
étiologie.

En attendant que les hommes de science nous donnent satisfaction là-dessus, je vous engage, mon cher Confrère, à venir respi-
rer un peu d'air sain, en écoutant le langage clair et les enseignements profonds de la Nature.

Etiologie Naturelle

Les hommes qui sont doués d'un grand savoir et d'une haute
intelligence, peuvent à la rigueur aller à la découverte de la
vérité en se servant de leurs propres moyens ; mais moi qui ne
suis pas dans ce cas, je tourne la difficulté en demandant à la
nature de m'éclairer sur la voie à suivre pour arriver à connaître
ses secrets.

Je dois donc à la vérité de dire que la découverte de « l'hémorragie toxinique » qui était hier un secret de la nature, et qui est
aujourd'hui *une vérité naturelle*, est due uniquement à l'obser-
vation persévérante des lois de la nature ; tandis que la variole,
en tant que poison, est appelée à disparaître, parce qu'elle n'a
pas d'écho dans la nature ; et parce qu'elle a pris naissance au
contraire dans l'esprit de l'homme, source d'erreur.

De la comparaison que j'ai faite à la fin du chapitre précédent,
il ressort que la machine industrielle fait explosion, lorsque les
sels corrosifs et les dépôts calcaires n'ont pas été expulsés avec
soin de la chaudière. Mais la machine humaine en fait autant,
si ses émonctoires et surtout celui de ses téguments externes et
internes sont encrassés et ne fonctionnent qu'imparfaitement.

Pour plus de compréhension et de précision, je suis obligé de
répéter ce que j'ai déjà dit ailleurs. Le corps humain, à l'état
vivant, comme l'a fait remarquer Aristote, est une sorte de trinité
qui est composée de trois entités dont le tout inséparable forme

un seul être, l'homme. L'homme végète, sent et pense; l'animal
végète et sent; et la plante végète seulement. D'où il suit que les
trois degrés de la vie, végéter, sentir et raisonner, sont réunis
chez l'homme d'une manière inséparable, sans que pour cela
l'homme-plante, l'homme-animal et l'homme-moi ne puissent
avoir chacun ses besoins alimentaires ou autres, et chacun ses
maladies propres.

Je laisse de côté l'homme-animal et l'homme-moi; parce que
les troubles que nous étudions en ce moment sont dus à la respiration défectueuse de l'homme-plante.

La plante, chacun le sait, respire par les feuilles, et l'homme-
plante respire par les pores de la peau. Cette fonction est indispensable à la vie; car si elle est supprimée d'un coup, comme
cela arrive souvent, par exemple à la suite d'une brûlure du
premier degré, mais étendue, la mort est la conséquence presque
immédiate de cet accident.

Dans la machine industrielle, supposons qu'un obstacle bouche
d'un coup la cheminée; de ce fait il n'y a plus de tirage, la fumée
étouffe et éteint le foyer, et la machine s'arrête. De même dans
la machine humaine, lorsque la respiration tégumentaire est
arrêtée d'un coup, l'être, ainsi frappé, s'asphyxie et meurt.

Mais lorsque les téguments externes et internes s'encrassent
graduellement de façon à gêner la respiration de l'homme-
plante, comme c'est le cas dans la variole, les déchets organiques
qui se dégagent normalement par la voie tégumentaire, trouvant
cette voie obstruée, s'accumulent dangereusement dans le sang.
Et lorsque la mesure est comble, et que l'être humain va périr
d'asphyxie, la vie, pour se défendre contre l'étouffement dont la
menacent les sous-produits toxiniques, semble vouloir tenter un
dernier effort, un effort héroïque, en vomissant violemment, à la
façon d'un volcan, par les téguments internes et externes, ces
congestionnantes toxines, c'est-à-dire, en faisant éclater la
machine.

Oui! éclater la machine! je n'exagère pas. Et voici par quel
simple mécanisme se produit l'explosion.

La machine humaine, qui est bien la plus belle machine qu'on
puisse imaginer, a été dotée par la nature d'un grand nombre

d'émonctoires qui ont chacun une mission spéciale à remplir, et c'est de leur bon fonctionnement que dépendent la vie et la santé. Le cadre de cette brochure ne me permet pas de les développer tous, et je me bornerai à dire un mot des trois principaux émonctoires.

J'ai déjà dit que la machine humaine, comme la machine industrielle, engendre par son fonctionnement régulier trois sortes de déchets, solides, liquides et gazeux ; et qu'à ces trois sortes de déchets correspondent trois différents émonctoires qui sont plus spécialement chargés de leur expulsion : l'intestin pour les déchets solides, les reins pour les déchets liquides et la peau pour les déchets gazeux.

Qu'arrivera-t-il si l'émonctoire des téguments ne fonctionne pas ? Les déchets semi-liquides, à peu près fluides et même gazeux, ne pouvant plus s'échapper de l'organisme par cette porte de sortie, s'accumuleront dans le torrent circulatoire, en changeant la densité normale du sang.

De ce fait, le sang va devenir tellement fluide que, à la suite d'une cause insignifiante, peur, émotion, fièvre, etc., la tension de l'onde sanguine augmentera et, par une pression qui s'exercera de dedans au dehors, il s'extravasera à travers les tuniques des capillaires du derme et des muqueuses, exactement comme l'eau sort d'un vase de terre très poreuse.

Chaque gouttelette de sang, ainsi extravasé, formera une petite hémorragie ; et plus ces petits foyers hémorragiques augmenteront en nombre et en étendue, plus le malade perdra ses forces, en perdant son sang, et plus la nécessité d'arrêter cette hémorragie générale se fera sentir, si l'on veut conjurer un danger imminent de l'asphyxie tégumentaire. Mais en définitive quel nom donner au sang qui sort de ses canaux ?

Dans tous les pays du monde, on appelle cela une hémorragie.

Eh bien, souffrez donc, mon cher Confrère, que comme tout le monde et comme vous-même, j'appelle, moi aussi, hémorragie le sang qui sort de ses vaisseaux.

Mais comme cette hémorragie est causée par une accumulation de toxines dans le sang, je l'appelle *hémorragie toxinique* pour la distinguer des autres hémorragies.

Voilà, selon moi, l'étiologie naturelle, voilà la cause des

désordres que les Jennéristes et vous appelez « variole », et que moi, j'appelle « hémorragie toxinique ».

C'est là, je le répète, ma manière de voir ; mais si cette vérité naturelle n'entre pas dans votre esprit, et si mon hémorragie toxinique ne vous dit rien, en vrai *physiophile* et à l'instar de la Nature, mon Maître, je vous déclare que vous êtes libre d'agir comme bon vous semble.

La vérité naturelle est un guide sûr et un enseignement profond pour ceux qui sont à même de la comprendre, mais elle ne s'impose jamais ; je vous conseillerai donc simplement, et dans votre intérêt, de lire attentivement le chapitre suivant, avant de repousser ma théorie. Vous y trouverez la démonstration expérimentale de l'étiologie que je viens de décrire.

Et, après tout, que mon étiologie soit vraie ou fausse ?... L'essentiel n'est-il pas de guérir ?

Tout le monde sera bientôt à même de constater que, en se conformant aux indications de l'étiologie classique, on ne guérit pas ; tandis que, en suivant le guide sûr des lois de la nature qui indique à l'homme la nécessité de tenir ses émonctoires en bon état, en les débarrassant des déchets organiques qui peuvent gêner leur fonctionnement régulier, on se porte bien.

Et il deviendra bientôt évident que désormais tout homme sera libre d'avoir la variole ou de ne pas l'avoir ; puisque chacun pourra s'en préserver sûrement, et même s'en guérir, s'il manque aux devoirs de propreté envers lui-même.

Traitement

Chauffer le varioleux de toutes les façons, lui faire prendre des boissons chaudes, sudorifiques et même alcooliques, le soustraire à l'air frais et à la lumière trop vive, l'empêcher de se purger, etc., etc. ; voilà le traitement classique. Et ce traitement continuera à être en vigueur tant que les gens croiront que le germe de la variole est un poison qui vient du dehors.

C'est l'opinion générale, c'est la vôtre et celle de l'École ; mais ce n'est pas la mienne.

Pourtant je crois, comme vous, mon cher Confrère, que la cause de la maladie qui nous occupe est un poison. Seulement je vous prie de remarquer qu'il y a poison et poison, et que le mien diffère du vôtre, comme le jour diffère de la nuit.

Votre poison est une sorte de virus qui se communique à l'homme par contagion ; malheureusement vous ne le prouvez pas, et vous avouez même que vous ne connaissez de ce prétendu poison ni la nature, ni la provenance. Malgré cela vous ne craignez pas de l'imposer comme poison, et de proclamer partout son existence. Mais, mon cher Confrère, c'est là une pratique incompatible avec notre art. Autant décréter tout de suite que la croyance à l'existence du virus de la variole est un dogme, auquel il faut croire, sous peine d'être exclu du giron de la Faculté de Médecine.

Vous êtes libre, mon cher Confrère, vous qui êtes un croyant fervent, en matière d'enseignement officiel, vous êtes libre de croire à ce poison imaginaire ; mais moi qui n'ai pas votre foi robuste, je ne puis pas croire à l'existence d'un virus qui n'est pas scientifiquement démontrée.

Gardez donc votre poison, et souffrez que je parle un peu du mien.

Ici la scène change, et au lieu d'avoir devant nous un poison hypothétique, nous sommes en présence d'une réalité presque brutale. Impossible de nier l'existence de mon poison ; car, que nous le voulions ou non, nous l'avons pour ainsi dire dans le nez, et nous ne pouvons pas faire un pas sans le sentir.

Le poison que j'ai découvert n'est pas un virus, et n'est pas non plus un poison organique ; c'est tout simplement un principe odorant, un sous-produit de la machine humaine. Et s'il est nuisible à la santé ce n'est pas précisément parce que c'est un poison, mais bien plutôt parce qu'il sent trop mauvais pour séjourner au milieu de nos chairs qui sont très propres ; il finirait par les corrompre. Aussi, si nous ne nous hâtons pas de le chasser, la nature, usant de ses propres moyens, le mettra brutalement à la porte.

En disant qu'elle le met à la porte, ce n'est peut-être pas tout à fait exact : parce que la petite porte, par où il sort d'habitude, n'est pas libre ; et la grande porte, par où il pourrait sortir aisément, est fermée. Et elle ne s'ouvrira pas toute seule, c'est à nous de l'ouvrir pour livrer passage à ce sous-produit dangereux ; sinon, si nous laissons faire la nature, elle jettera, par la fenêtre et sans aucun ménagement, ces déchets puants que nous avons négligé d'expulser nous-mêmes en temps opportun.

Je dis par la fenêtre, parce que notre peau, après l'éruption, est fenestrée de mille petits trous qui n'existaient pas, et par lesquels ont passé nos deux poisons, le vôtre et le mien. Bien entendu le vôtre a passé de nuit et en rêve ; tandis que le mien a passé en réalité, sans se cacher, et on le voit et surtout on le sent.

Mais je vous laisse votre illusion, et même j'admets que vous vous réjouissiez d'avoir aidé la nature à mettre dehors, même par la fenêtre, ce fameux virus qui est venu on ne sait d'où, cet intrus enfin qui est la cause de tout le mal ; tandis que moi qui connais bien l'essence de mon poison, et qui sais que c'est un déchet humain, mêlé à notre sang, je tremble d'arriver trop tard pour sauver la vie à mon malade ; parce que la nature, en faisant exactement ce que vous faites depuis des siècles, a répandu, hélas ! par tous ces petits trous, par toutes ces petites fenêtres, avec nos déchets encombrants et nuisibles, le sang qui nous fait vivre. Et notre sang, mon cher Confrère, est un liquide précieux qu'il faut conserver à tout prix.

Mais n'allons pas pour cela accuser la nature ; car si elle répand sur notre corps toutes ces saletés, c'est nous qui en sommes la

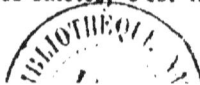

BIBLIOTHÈQUE

cause. Elle procède à une lessive de l'organisme qui n'aurait pas été nécessaire, si nous avions tenu nos émonctoires en bon état.

« Aide-toi et le Ciel t'aidera » est un dicton populaire qui a bien sa raison d'être ; car si nous ne nous aidons pas, si nous ne nous défendons pas, la nature nous abandonne. La nature nous abandonne, c'est une façon de parler. Et comme je suis physiophile, je suis porté plus qu'un autre à faire parler la nature ; tandis que chacun sait que le génie de la Création est un indicateur muet. Il montre la voie, il guide, il éclaire, mais il ne mène pas. L'homme est donc toujours libre.

Seulement si la nature ne dit rien, nous guidés par elle, nous pouvons dire que pour nous défendre, comme pour nous immuniser, contre l'hémorragie toxinique ou contre la soi-disant variole, nous ne pouvons mieux faire (et c'est même notre devoir envers nous-mêmes) que de tenir nos émonctoires de dégagement en bon état de service.

Au lieu de cela, que faisons-nous d'habitude ?

Nous fuyons les pauvres malades qui ont tant besoin de notre aide ; parce que, d'après un vieux préjugé, nous avons peur qu'ils nous donnent leur maladie ; nous molestons parfois des étrangers qui viennent de pays soi-disant infectés ; nous suspectons pas mal de marchandises et surtout les chiffons et nous les désinfectons soigneusement pour nous préserver du soi-disant virus. Et aveugles que nous sommes, nous ne voyons pas que le germe du mal est en nous ; que c'est nous qui sommes la cause de ces désordres, en négligeant de tenir nos émonctoires en bon état. Oui ! je le proclame hautement, en me basant sur les lois de la nature et sur mes nombreuses guérisons, toute personne dont les toxines sont expulsées régulièrement et par la peau et par les reins et par l'intestin, ne peut pas avoir la variole. Puisse mon cri être entendu !

Mais pour bien rendre évidente aux yeux de tout le monde la vérité que je ne cesse de proclamer depuis longtemps, je vais citer, comme exemple, la ville de Marseille.

Il fut un temps où la cité des Phocéens (la cité et non ses habitants) avait la variole en permanence, à l'état endémique. Et c'est un ingénieur Belge qui l'a guérie pour toujours de cette infirmité dégoûtante, en ouvrant de puissants émonctoires.

Les Marseillais de mon âge (qu'ils me pardonnent de rappeler ces tristes souvenirs) se souviennent, comme moi, de ce tonneau à large entonnoir qu'on promenait, en plein jour, par les rues de la ville, et dans lequel les ménagères venaient verser le contenu de leurs vases odorants ; ils se souviennent aussi de ces matières parfumées que les gens, hommes et femmes en rupture de tonneau municipal, lançaient à la rue, par la fenêtre, une fois la nuit venue ; et ils vous diront, ces braves Marseillais, qu'à partir d'une certaine heure, il n'y avait plus moyen de circuler dans certains quartiers de la ville. C'était le beau temps des *passarès*.

Eh bien, quelle différence faites-vous entre le spectacle hideux qu'offre la variole après l'éruption, et l'aspect repoussant de ces matières que le balayeur étale sur le sol, faute d'eau pour les chasser ?

Moi, je n'en vois aucune : mêmes sous-produits humains, même voie pour s'en débarrasser, même étalage hideux sur une surface plane ou arrondie, même aspect dégoûtant, même odeur repoussante, etc., etc., etc.

Pourtant, entre ces deux états de choses qui se ressemblent parfaitement, je vois une différence : c'est que le Marseillais de cette époque, qu'on pourrait accuser de malpropreté, est au contraire tout à fait excusable et même à plaindre, parce qu'il s'est vu dans la dure nécessité d'agir comme il l'a fait ; tandis que le médecin pèche par ignorance, en ne débarrassant pas ses clients de la variole ; car, assainir une ville et lui enlever cet aspect varioleux que je viens de rappeler à mes vieux concitoyens, c'est bien ; mais assainir le corps humain et le rendre impropre à contracter la variole, c'est mieux.

C'est en quelque sorte une équation à deux inconnues, dont il faut trouver la solution. Le savant ingénieur Génis a trouvé la solution de la première inconnue, puisqu'il a assaini la ville de Marseille et qu'elle n'a plus l'aspect de la variole.

A nous, mon cher Confrère, de trouver la solution de la seconde ; et cette solution est encore plus facile à trouver que la première.

Il n'y a qu'à faire purement et simplement pour le corps humain ce que Génis a fait pour la ville de Marseille. Et je dis que notre tâche est plus facile à accomplir, parce que Génis a été obligé de créer tout un réseau d'égouts qui n'existaient pas; tandis que nous, nous avons naturellement un système de tout à l'égout qui ne demande qu'à fonctionner.

Ainsi on peut dire aujourd'hui que, grâce à l'intelligence du célèbre ingénieur Génis, grâce aux sages mesures prises par nos édiles et grâce aussi aux eaux de la Durance, la ville de Marseille n'est plus ce qu'elle était ; elle n'a plus l'aspect de la variole : c'est une grande et belle ville, propre, agréable et saine. Elle a le port et la prestance d'une reine, c'est la reine de la Méditerranée.

Et si l'exemple que Génis nous a donné, sans le vouloir sans doute, est suivi par mes confrères, on dira demain que, grâce à l'intelligence des médecins revenus de leur erreur, grâce à des mesures rigoureuses de *propreté* et grâce surtout au bon fonctionnement de notre système de tout à l'égout, la variole a enfin disparu du cadre des maladies à craindre.

En attendant que tout le monde soit pénétré de la vérité que j'énonce, et pour aider à la manifestation de cette vérité, voici le traitement qu'il convient d'appliquer, selon moi, non à la variole que je ne connais pas, mais à l'hémorragie toxinique que je connais assez bien.

Comme il s'agit de combattre une hémorragie, je trouve logique de recourir aux remèdes hémostatiques et astringents ; et comme le froid resserre et que la chaleur dilate, je commence par mettre à profit le froid ambiant, en conseillant de ne pas trop couvrir le malade et de s'arranger de façon qu'il ait plutôt froid que chaud. Je prescris des tisanes plutôt froides que chaudes, anti-hémorragiques, diurétiques, et je rejette toutes les boissons chaudes, irritantes, sudorifiques et surtout alcooliques, enfin je défends la chaleur sous toutes ses formes.

Lorsque l'éruption est en train de se faire et qu'il y a déjà des boutons ombiliqués, je ne manque jamais de recommander de bien saupoudrer le varioleux avec de la poudre d'amidon, et plusieurs fois par jour. Cette poudre a deux propriétés qui ne sont pas à dédaigner au point de vue de la jugulation : 1° elle produit sur le malade une forte sensation de froid astringente et par conséquent salutaire ; 2° elle hâte la dessiccation des boutons.

Vous voyez donc, mon cher Confrère, que je me sers de moyens hémostatiques rudimentaires et qu'on peut faire beaucoup mieux, mais en attendant on peut s'en contenter, et dans tous les cas, ils ne nuisent pas.

Seulement ce ne sont là que des précautions insuffisantes et tout à fait supplémentaires. L'important est de recourir le plus tôt possible à notre système de tout à l'égout pour débarrasser le sang de ses sous-produits encombrants, puants et nuisibles.

Et quel système ! mon cher Confrère, Génis, tout génial qu'il est, n'en construira jamais un aussi parfait.

A l'aide de simples purges savamment choisies et intelligemment administrées, tout notre sang passera par des filtres admirables de perfection qui ne laissent passer que le mauvais et ne gardent que le bon. Résultat : pas une goutte de sang de perdu, et débarras complet de nos toxines qui sont la cause de tout le mal.

Vous voyez donc, mon cher Confrère, combien le remède est simple. En somme, en vingt-quatre heures et en agissant intelligemment, plus d'hémorragie toxinique, la santé.

Je dis intelligemment, parce qu'il ne faut pas faire les choses à moitié.

On commence d'abord par choisir une bonne purge, attendu que toutes ne sont pas aussi bonnes.

La meilleure est celle qui nettoie bien la muqueuse de l'intestin ; parce que si les pores de la peau ne fonctionnent pas bien, il est à craindre que les villosités de l'intestin ne fonctionnent pas mieux.

En général, ce sont les purges salines qui donnent les meilleurs résultats. Seulement comme il est urgent d'arrêter l'hémorragie toxinique, et qu'il serait dangereux d'attendre que l'éruption soit un fait accompli, il faut se hâter lentement, c'est-à-dire qu'il faut donner la purge que vous avez choisie, par petites doses, mais sans discontinuer, de trois heures en trois heures, jusqu'à ce que les boutons soient arrêtés dans leur évolution et se dessèchent. Ce résultat, je le répète, est obtenu presque toujours en vingt-quatre heures.

Après ce laps de temps relativement court, le malade est guéri il se lève, mange et vaque à ses affaires.

C'est merveilleux, disent ceux qui ont bénéficié de cette méthode.

Contagion

La maladie qui nous occupe est-elle contagieuse ?

Oui, répondent, sans hésiter, les propagateurs de la théorie Jennérienne, ainsi que ceux que cette théorie a fascinés.

Non, répondent ceux qui sont enfin désabusés.

On a tellement dit que la variole est contagieuse que l'opinion contraire paraît être de prime abord une hérésie scientifique. Et pourtant je suis convaincu de la véracité de ce que j'avance, à savoir que la variole n'est pas contagieuse. Je vais essayer d'en faire la preuve.

La contagiosité d'un germe pathogène quelconque est tirée de la nature même de ce germe ; or, vous avouez vous-même que vous ne connaissez pas la nature du virus qui, d'après vous, engendre la variole ; mais si vous ne connaissez pas la nature de ce virus, comment pouvez-vous dire qu'il est contagieux ?

Vous vous fiez trop aux apparences ; et parce qu'un cas de variole se manifeste quelque part et qu'il est bientôt suivi d'autres cas, de suite sans plus d'examen, vous en concluez que c'est le premier varioleux atteint qui a communiqué sa maladie aux autres.

Cette assertion n'a que l'apparence de la vérité, et pourrait être admise par des esprits superficiels ; mais il ne sied pas à des hommes de science, d'admettre, comme vraie, une chose qui n'est pas scientifiquement démontrée. Vous l'admettez pourtant, et même vous enseignez que la variole est un poison contagieux. Je trouve cela au moins singulier, et je ne comprends pas que de vrais savants puissent, de leur plein gré et sans preuves, imposer une théorie hypothétique.

« Les épidémies sont contagieuses (c'est du moins l'opinion admise jusqu'ici) ; or la variole règne épidémiquement, donc elle est contagieuse. »

Voilà l'argument spécieux des partisans de la contagion quand même.

Eh bien, nous allons voir qu'il peut exister des épidémies qui ne sont pas contagieuses.

Bien que j'aie des données tout à fait neuves sur le choléra et même sur la peste, j'avoue que je n'ai pas fait d'études spéciales sur les épidémies en général ; mais comme je connais assez bien l'étiologie de la maladie qui nous occupe, je pourrais tirer de la nature même de ce mal des arguments pour ou contre sa contagiosité.

Si j'interroge les auteurs classiques sur la cause d'une épidémie de variole, tous avouent franchement qu'il ne savent pas ni comment elle débute ni comment elle finit. Mais si j'interroge la nature sur l'étiologie vivante et vraie de la soi-disant variole, aussitôt la lumière pénètre dans mon esprit.

En effet, les lois de la nature indiquent clairement que les désordres qu'on a appelés à tort variole sont occasionnés par une accumulation de toxines dans le sang, et que c'est là une condition *sine qua non*. Mais pour que ces toxines s'accumulent dangereusement, il faut que l'émonctoire, chargé de les expulser, ne fonctionne pas. Cet émonctoire est constitué par les téguments qui recouvrent nos organes (peau et muqueuses).

Ceci étant établi, ne peut-il pas arriver que les temps variables qui règnent parfois dans une contrée, exercent une influence nocive sur l'épiderme de ceux qui l'habitent ?

Vous savez, comme moi, que le climat du Midi, et en particulier celui de notre ville, est si variable, qu'il fait dans une seule journée quatre temps différents.

Le matin c'est le sirocco qui souffle, l'air est chaud et étouffant ; à midi la pluie commence à tomber, l'air est humide ; et dans l'après-midi le mistral balaye les nuages, et l'air devient sec et froid.

Voilà pourquoi on dit couramment qu'il faudrait avoir une peau de requin pour résister au climat de Marseille. Malheureusement tout le monde n'a pas une peau de requin ; et vous savez aussi bien que moi, mon cher Confrère, que nous avons à peu près tous une peau très sensible et fort impressionnable aux changements d'air ; et que nous subissons, en maugréant, les effets d'une température trop variable.

Mais laissons ces petits désagréments auxquels on s'habitue, et que dissipent d'ailleurs les premiers rayons de soleil, de notre beau ciel de Provence, et étudions ces phénomènes atmosphériques au point de vue de la variole.

Étudions-les, en les examinant, non avec la lorgnette que nous a léguée Jenner (nous n'y verrions que du bleu) ; mais avec celle que les lois de la nature mettent à notre disposition pour nous rendre compte de toute chose.

En ayant la nature pour guide, nous apprécierons à leur juste valeur les effets bons ou mauvais que les temps variables produisent sur notre enveloppe extérieure, et même par aspiration, sur notre enveloppe intérieure.

Le sirocco du matin, étant chaud, nous fait transpirer ; la pluie de midi, en rendant l'air ambiant humide, liquéfie et étend sur le corps les sous-produits que nous avons expulsés dans la matinée, sous forme de sueur ; et le mistral, survenant là-dessus, sèche par son souffle glacial tous ces sous-produits, élaborés de frais, qu'il colle fortement contre la peau, ce qui bouche les pores.

Mais nous savons déjà que si les pores de la peau ne fonctionnent pas, nos toxines s'accumulent dangereusement dans le sang, au point d'occasionner les désordres éruptifs, connus sous le nom de variole.

Vous voyez donc le rapprochement qu'il y a entre les temps variables et la variole ; et vous comprenez très bien que si ces temps-là persistaient à régner pendant une certaine période dans une contrée, ils pourraient fort bien y préparer, à notre insu, un terrain propice à l'éclosion d'une épidémie de variole.

Ceux qui ont la bonne habitude de se purger et de se tenir propres opposent une grande résistance aux brusqueries de l'air ; mais ceux qui ne se purgent jamais, qui ne prennent qu'un ou deux bains par an (si toutefois ils en prennent), que deviendront-ils en présence de ces intempéries anormales et persistantes ? Ce qu'ils deviendront ! En tenant compte des données naturelles que nous possédons, nous pouvons prédire, presque sans risquer de nous tromper, qu'ils peuvent se réveiller un beau matin avec tous les symptômes de la variole.

C'est l'épidémie qui commence.

Mais n'allez pas croire que ces gens-là vont faire leur *mea culpa*, et reconnaître qu'ils sont eux-mêmes la cause de ce qui leur arrive, pour avoir négligé d'entretenir leur corps. Allons donc! ils répètent, comme des perroquets, la leçon que les médecins et vous-même, mon cher Confrère, leur avez apprise.

Ils accusent le chiffonnier du coin d'avoir dans ses magasins des chiffons infectieux; ils accusent, comme vous, les exposants exotiques d'avoir importé la variole dans leurs bagages; ils accusent le Syrien, l'Arménien, le Bédouin, de pauvres hères de passage, de cacher la variole dans les plis et replis de leurs vêtements sales, crasseux et rapiécés; ils accusent la malpropreté de tout le monde, excepté la leur qu'ils ne voient pas.

Mais laissons ces considérations générales qui à elles seules ne suffisent pas, d'après vous, pour expliquer l'origine naturelle d'une épidémie de variole, sans qu'on soit obligé de faire intervenir, comme cause de cette épidémie, un germe infectieux extérieur qui assurément n'existe pas. Dans tous les cas personne n'a jamais montré ce germe, ni prouvé qu'une épidémie de variole est importée.

Ma conviction est donc que l'origine d'une épidémie de variole est due à une cause atmosphérique et naturelle, et non à l'importation d'un germe imaginaire.

Et ce qui corrobore ma manière de voir, c'est l'examen approfondi d'un varioleux. Ici plus de doute: en se rendant bien compte de quelle façon se produit un cas de variole, on acquiert la certitude que la variole est endogène; affirmer le contraire serait une erreur matérielle et grossière.

En effet, selon l'étiologie que j'ai décrite d'après les lois naturelles, nul ne peut avoir la variole, sans en avoir le terrain. Et le terrain, toujours d'après les indications de la nature, est une accumulation de sous-produits dans le sang, sous-produits qui appartiennent en propre au varioleux lui-même; par conséquent pour que ce varioleux donne sa maladie à son voisin (comme on le prétend), il faudrait l'impossible, c'est-à-dire qu'il puisse lui passer la totalité de ses sous-produits; une petite quantité ne suffirait pas, parce que ce n'est que lorsque le vase est plein qu'il verse, ou que la variole éclate.

Je dis donc que la contagiosité de la variole n'existe pas, et ne peut pas exister. Je le prouve expérimentalement, en me basant sur la nature même de cette maladie, dont l'origine, je le répète, n'est pas du tout un virus qu'on n'a jamais vu, mais bien en réalité une accumulation toxinique, causée par un mauvais fonctionnement de l'émonctoire tégumentaire, préposé à l'évacuation des toxines.

La preuve qu'il en est ainsi, est fournie surabondamment par la merveilleuse efficacité de la purge et des diurétiques qui, par les évacuations intestinales et rénales qu'ils procurent, arrêtent la maladie et ramènent la santé dans les 24 heures, mettant, par ce fait, bien en évidence et sous nos yeux, que la machine humaine était en danger par un encombrement de déchets qui auraient dû être expulsés.

Après ce simple exposé, qui ne comprend pas qu'une maladie, causée par la non expulsion de certains déchets, puisse guérir radicalement par l'expulsion de ces déchets?

Et qui ne comprend pas également qu'un sous-produit, n'étant ni germe, ni microbe, ni spore, ni quoi que ce soit de vivant, soit forcément dans l'impossibilité de se reproduire par contagion ou autrement? D'où il suit que le fait même de guérir la soi-disant variole par la purge prouve que cette maladie n'a pas pour origine un germe spécifique. Mais si rien ne vient du dehors, s'il n'existe pas de microbe pathogène spécial, c'est que la cause de la variole est en nous. C'est que c'est nous qui la créons autant par ignorance que par négligence. Et nous avons beau tourner et retourner la question dans tous les sens, de quelque façon que nous l'envisagions nous en arrivons toujours à la même conclusion : A savoir que la cause de la variole est un sous-produit humain, un encombrement de la circulation, un obstacle qu'il faut lever, si l'on ne veut pas que la machine s'arrête.

Je conclus donc une dernière fois, et avec plus de force que jamais que la prétendue variole est endogène ; et que non seulement elle n'est pas contagieuse, mais qu'il est impossible qu'elle le soit, sans déranger l'ordre immuable et éternel des lois naturelles qui régissent toute chose.

Prophylaxie

Peut-on se préserver de l'hémorragie toxinique ?

Oui, tout individu qui tient ses voies de dégagement en bon état, se préserve sûrement de cette maladie.

« Se tenir propre au dedans et au dehors, *intus et extra*. Voilà toute la prophylaxie des désordres que nous étudions en ce moment.

Malheureusement, la variole est venue embrouiller une question si simple. Et l'équilibre ne se rétablira à ce sujet dans la science médicale que lorsque l'erreur variolique aura fait place à la *vérité naturelle* que j'ai l'honneur de démontrer et de proclamer, en me basant sur les lois immuables de la nature.

Si la variole telle qu'on nous l'a enseignée à vous et à moi, mon cher Confrère, était une maladie véritable, ne pensez-vous pas que tant de professeurs érudits et éminents n'auraient pas fini par trouver le moyen de la guérir ? Et si l'on fait plutôt du mal que du bien en cherchant à la guérir, n'est-il pas évident que la voie dans laquelle on marche est une voie trompeuse ?

La variole est un poison, disent les auteurs classiques, et au lieu d'en faire la preuve, ils avouent franchement qu'ils ne connaissent pas la nature de ce poison ; tandis que je prouve, toujours d'après les lois de la nature, que la variole n'est pas un poison (Etiologie). Je prouve également que le germe spécifique de la soi-disant variole que l'on dit exogène et contagieux n'est qu'un simple déchet de l'organisme humain.

Et maintenant il me faudrait démontrer que le fameux préservatif universel ne préserve de rien du tout. Je ne m'en sens pas le courage ; car il est aussi absurde de croire à son efficacité qu'il serait insensé de prétendre que le feu préserve de l'incendie.

Les gens du peuple qui subissent plutôt qu'ils n'acceptent la petite opération que vous savez, m'ont dit souvent : « Nous ne comprenons pas que, en mettant du pus de vache sous la peau, on puisse nous préserver de la variole. »

Et, fort embarrassé pour leur expliquer ce mystère, il m'est arrivé de leur répondre : « Mes amis, il en est du pus de vache, comme des dogmes de la religion ; il faut croire aux vertus du cow-pox, comme on croit aux vérités éternelles des mystères.

Voilà où conduit une erreur, au lieu d'aboutir à des découvertes utiles à l'humanité, elle mène à l'incohérence et à l'absurde.

En bien considérant la découverte de Jenner qui est une vaine création humaine, je ne lui trouve de comparable qu'une autre création de l'esprit humain, le paganisme ; car de même que les faux dieux n'existaient que dans l'imagination enfantine de nos pères, de même les pseudo-dangers et la pseudo-contagiosité de la variole n'existent que dans l'imagination des disciples de Jenner.

Jupin a remisé ses foudres depuis longtemps ; les druides ont remisé leurs serpes d'or ; à quand la condamnation absolue et forcée des lancettes spéciales dont se servent les grands vaccinateurs... J'allais dire les Grands Sacrificateurs.

Il est heureux pour tout le monde en général et pour chacun de nous en particulier qu'une maladie aussi répugnante ne trouve pas d'écho dans le sein de la nature ; et que pareille aux fantômes qui ont hanté l'esprit de notre enfance, elle ne trouve un écho que dans l'imagination des hommes ; cela est heureux, dis-je, parce que toute croyance, toute idée, toute invention qui prend naissance dans l'esprit de l'homme, et n'a pas son analogue dans la nature, disparaît avec le temps.

Aussi l'âge de raison a dissipé les terreurs de notre enfance ; et l'âge du discernement humanitaire dissipera les terreurs injustifiées qu'inspire la variole ; car cette dernière n'est pas plus réelle que n'importe quelle chimère.

Comme toutes les erreurs, elle ne sévit sur les humains que parce que le temps qui dissipe une à une les créations erronées de l'esprit humain, n'a pas encore éclairé ce coin obscur de notre histoire physiologique.

Mais soyez sûr et certain, mon cher Confrère, qu'un jour viendra (et ce jour n'est peut-être pas éloigné) où tous vos préservatifs qui ne préservent de rien, seront emportés par le progrès et disparaîtront dans la nuit des temps, sans espoir de retour.

Et que faut-il pour cela ? Une seule chose : connaître à fond la cause des désordres que vous, vous appelez variole, et que moi j'appelle hémorragie toxinique.

Une fois que cette grande vérité aura pénétré dans les esprits, tout votre système de prophylaxie officielle s'écroulera de lui-même, parce qu'il sera sans objet.

J'ose espérer même que l'humanité n'attendra pas longtemps cette réforme bienfaisante, parce que le mouvement dont je parle est commencé depuis longtemps.

En effet, l'Angleterre qui a été le berceau de l'erreur que vous préconisez, a aboli la loi sur la vaccination obligatoire parce qu'elle n'a donné que des mécomptes. La République Helvétique en a fait autant, et a décrété par un referendum que tout citoyen suisse doit être laissé libre désormais. Et n'est-ce pas regrettable que la France qui a la légitime prétention de marcher en tête de la civilisation et du progrès continue à appliquer une loi attentatoire à la liberté individuelle, et ce qui est pis encore, attentatoire à la vie des citoyens : *involontairement* et *inconsciemment*, je me hâte de le dire. Je pourrais citer à l'appui de ce que je dis, un grand nombre d'exemples qui se sont passés sous mes yeux, et qui ne laissent aucun doute sur les conséquences terribles et même mortelles qu'entraîne parfois la pratique de la méthode Jennérienne. Et tous les médecins pourraient en dire autant, si l'habitude de pratiquer cette méthode ne les empêchait pas d'y voir clair.

Et vous-même, mon cher Confrère, vous citez dans votre brochure trois observations qui confirment de point en point ce que je viens de dire.

Chaque fois, dites-vous, que vous vous trouvez en présence d'un cas de variole, vous vaccinez les membres de la famille encore indemnes pour les préserver. Mais cela n'a pas empêché que sur sept personnes que vous avez vaccinées, deux sont mortes de septicémie variolique et une troisième ne l'a échappé que par miracle. Ces résultats sont plutôt fâcheux, vous l'avez reconnu vous-même. Cependant il n'y a, dans tout cela, rien qui puisse étonner; car les choses se passent presque toujours ainsi, en temps d'épidémie. Les faits seuls méritent d'attirer notre attention à cause des enseignements qu'ils nous donnent.

Ces faits prouvent tout d'abord que le vaccin n'a aucune vertu immunisante; et ils prouvent ensuite que le cow-pox a comme tous les pus, des propriétés générales et des propriétés particulières.

Propriétés générales : le vaccin, comme n'importe quel pus, est un déchet de provenance organique ; il est inutile et très souvent nuisible; il envahit et détruit les tissus sains, et il est infectieux.

La propriété qu'il possède d'infecter le sang, le rend surtout dangereux; car si l'on injectait le vaccin dans le torrent circulatoire, au lieu de l'inoculer dans l'épaisseur du derme, comme on le fait d'habitude, les cas de mort, par septicémie variolique, deviendraient tellement nombreux et effrayants que les lancettes rentreraient toutes seules dans leurs trousses.

Propriétés particulières : après avoir mûrement réfléchi sur la nature du vaccin, je ne trouve qu'une seule propriété qui soit bien à lui, c'est celle de reproduire la pustule qui lui a donné naissance.

Si l'on injecte sous la peau du pus de chancre mou, on reproduit un chancre mou ; et si l'on injecte du cow-pox on reproduit la pustule de la vaccine.

Les Jennéristes attribuent au cow-pox ou au germe de la variole une seconde propriété que je nie énergiquement ; c'est la contagiosité de ce germe. Quel malheur pour l'humanité, si le vaccin Jennérien était contagieux ! L'univers serait à l'heure qu'il est entièrement empoisonné par le cow-pox.

Heureusement qu'il n'en est rien; car la petite vérole n'est pas contagieuse, comme la (grosse) vérole.

En effet tout médecin sait, d'une part, qu'on ne peut pas inoculer du pus de chancre induré, sans donner *la vérole ;* comme il sait, d'autre part, qu'on vaccine tous les jours, sans donner *la petite vérole.* Et c'est là la meilleure preuve que cette dernière n'est pas contagieuse.

Cependant, pourriez-vous me dire, votre langage semble donner à entendre que le vaccin cause parfois la variole, comme dans les observations que je cite et que vous relevez.

Oui, je puis avoir dit que, à la suite de vaccinations et de revaccinations, des cas très graves, pareils à ceux que vous citez dans votre brochure, se sont développés chez les sujets vaccinés ; mais je n'ai jamais accusé le vaccin d'être la cause directe de ces cas de variole.

Il y a là une nuance qu'il s'agit de saisir pour ne pas se tromper. Et pour saisir cette nuance, il faudrait avant tout comprendre *la vérité naturelle* que j'ai appelée hémorragie toxinique.

Une fois qu'on comprend cela, on comprend du même coup que le vaccin ne peut pas donner la variole ; c'est une chose impossible.

Si la variole s'est déclarée après la vaccination, c'est que le terrain était prêt ; c'est la goutte d'eau qui a fait verser le vase sur le point de déborder ; c'est l'étincelle qui a allumé un vaste incendie, parce qu'elle est tombée sur des matières très inflammables ; mais si le terrain est impropre au développement de la variole, comme cela arrive le plus souvent, vous avez beau vacciner et revacciner, vous n'engendrerez pas la variole.

Par conséquent le vaccin est entièrement neutre ; il n'immunise pas contre la variole, mais il ne la donne pas non plus.

Pourtant n'allez pas croire, mon cher Confrère, que je veuille par là innocenter le vaccin ? Oh ! non, la lymphe vaccinale qui est sacrée pour vous, et qui est pour moi une sacrée lymphe, n'est pas inoffensive : c'est du pus et cela suffit.

Je n'ai pas de conseils à vous donner là-dessus, car chaque médecin doit savoir ce qu'il a à faire, lorsqu'il se trouve en présence d'un déchet organique.

Mais quand comprendra-t-on enfin que les déchets organiques doivent être expulsés soigneusement et régulièrement du corps humain ? Et que l'homme ne peut jouir d'une bonne santé qu'à la condition de procéder, quand le besoin se fait sentir et en temps opportun, à la lessive intégrale de son organisme.

La voilà la prophylaxie, non seulement de la variole, mais de bien d'autres maladies.

Tenez votre corps propre au dedans et au dehors, et moquez-vous de la variole. Voilà ce que j'ai dit au commencement de ce chapitre, et ce que je conseille à mes amis.

Malheureusement ce n'est pas ce que vous conseillez de faire. Vous, comme tous les disciples de Jenner, vous prenez du pus de vache, c'est-à-dire un déchet organique, et vous l'ajoutez aux déchets que beaucoup de gens ont déjà en trop, en vous imaginant, en disant, en enseignant même que ce pus va les préserver d'une masse d'autres pus exactement pareils.

Hé quoi ! le pus préserve du pus ?

Les déchets organiques préservent des déchets organiques ?...

Je ne comprends pas ! Non, non décidément je ne comprends rien à la découverte humanitaire de l'Immortel Jenner !!!

Mais je m'en console, mes chers Confrères, dans la guérison assurée de tous les varioleux que je soigne.

Hélas ! tout le monde sait que vous ne pouvez pas en dire autant. Vous le pourriez cependant ; oui ! il ne dépend que de vous pour que l'Humanité dès aujourd'hui, dès demain, quand vous le voudrez, soit délivrée à jamais du fléau variolique, en le réduisant à l'inoffensive hémorragie toxinique.

———————◆———————

Conclusions

Ce petit travail ne serait pas complet, si je ne m'arrêtais pas un instant sur « l'enseignement pratique » et sur les conclusions que vous tirez de vos trois observations.

Le charretier Jean B. a une variole bénigne, et, malgré les précautions d'usage que vous avez prises (désinfection du local et revaccination), sa femme et sa fille ont l'une et l'autre une variole hémorragique tellement grave que la fillette meurt de pneumonie septicémique.

Vous considérez ce fait, qu'on constate tous les jours en temps d'épidémie, comme un enseignement pratique ; et vous dites aux praticiens : « prenez garde ! un tel (Jean B. par exemple) qui a une variole bénigne, peut communiquer à un autre (à sa fille) une variole mortelle. »

Eh bien, moi qui suis un praticien, à quoi dois-je prendre garde ? A éviter une chose que vous n'avez pas pu éviter ? Et si vous ne connaissez rien pour empêcher Jean qui a une variole bénigne de communiquer à Paul un variole maligne, pourquoi me criez-vous : gare ? On est bien obligé de laisser faire ce qu'on ne peut pas empêcher.

Malheureusement vous ne pouvez pas tenir un autre langage ; car si vous parliez autrement, vous sortiriez de la méthode que vous préconisez.

Ceux qui suivent cette méthode, méthode qui ne repose sur rien de naturel, et qui par conséquent ne peut pas être démontrée comme une vérité de la nature, sont forcés, pour maintenir leur pseudo-théorie, de recourir à l'équivoque à jet continu.

Voilà pourquoi vous voyez, malgré vous, un enseignement pratique où celui que n'aveugle pas le Jennérisme, ne voit rien du tout.

Et pourtant qui ne sait pas que le moindre fait naturel est toujours un enseignement ?

J'ai examiné avant vous beaucoup de faits analogues, et je n'ai pas vu les mêmes choses que vous. Et pourquoi ? parce que j'ai pris, pour ne pas me tromper, les lois de la nature pour guide ; tandis que vous, vous fiant à une méthode que vous croyez sûre, vous examinez les exemples que vous rapportez, avec la lorgnette de Jenner, instrument qui est très sûr pour voir ce qui se passe dans l'esprit de l'homme, mais qui ne permet de rien voir de ce qui se passe dans le sein de la nature.

Et d'ailleurs, voici, d'après mon guide, les enseignements qu'on peut tirer de ces faits naturels (je conserve votre exemple comme type).

Premier enseignement. — Le charretier Jean B. a eu la variole le premier, et sa femme et sa fille l'ont eue huit jours après. Selon vous, ou plutôt suivant la théorie Jennérienne, ces dernières auraient été contaminées par le premier ; mais comme la contagiosité de la variole est contraire aux lois de la nature, il s'ensuit qu'il y a eu dans cette famille trois cas de variole, sans qu'on puisse accuser l'un de l'avoir communiquée à l'autre.

Deuxième Enseignement. — Jean B., a eu une variole discrète, et sa femme et sa fille ont eu une variole hémorragique à des degrés différents, puisque la fillette seule en est morte.

Ceci prouve qu'il n'existe peut-être pas deux cas de variole entièrement semblables.

Et je ferai remarquer, en passant, qu'il n'est pas exact de dire qu'une variole est discrète ou qu'elle est hémorragique ; car la variole est une, comme l'hémorragie toxinique est une. Seulement l'intensité de l'hémorragie varie sans cesse : d'une part, à cause de l'accumulation plus ou moins forte des résidus toxiniques à évacuer, et, d'autre part, à cause des terrains très variables, et ayant parfois une influence telle sur une maladie quelle qu'elle soit, qu'ils semblent constituer à eux seuls toute la maladie.

C'est ce qui a fait dire à des médecins judicieux qu'il n'y a pas de maladies, mais qu'il y a surtout des malades.

Troisième Enseignement. — Cet enseignement ne ressort pas directement des faits que vous rapportez ; il découle plutôt des pratiques néfastes de l'Ecole Jennérienne ; et il confirme ce que j'ai dit sur la non contagiosité de la variole d'abord, et ensuite sur les pseudo-propriétés immunisantes de la lymphe vaccinale.

En effet, si le microbe pathogène de la variole avait existé dans le local qu'habitait le charretier Jean B., les désinfectants que vous avez ordonnés l'auraient détruit et sa famille n'aurait pas été atteinte. Or, vous nous apprenez qu'il est arrivé tout le contraire ; donc la variole n'est pas contagieuse, donc les désinfectants sont inutiles.

Et si le vaccin avait eu la moindre vertu immunisante, il aurait empêché d'autres cas de se produire, ou il les aurait tout au moins atténués. Or, il n'a fait ni l'un ni l'autre ; et non seulement de nouveaux cas se sont produits, mais ils se sont produits avec une telle violence que la pauvre petite fille en est morte.

A quoi sert donc la vaccination et la revaccination ? — A rien !

Et vous-même vous avez compris, en présence de ces faits, que vacciner en temps d'épidémie est plutôt nuisible qu'utile. C'est pourquoi vous avez pris la résolution de ne plus le faire.

Je vous félicite pour ce beau mouvement et mes félicitations seraient sans bornes si vous n'aviez pas mis de restriction à la pratique invétérée et néfaste de la vaccination ; car je vois malheureusement qu'en temps ordinaire vous reprendrez votre lancette pour injecter du pus de pustule de vache à vos clients, sans vous préoccuper le moins du monde que l'acte même d'injecter ce pus est un acte blâmable, parce que — vous le savez aussi bien que moi — le pus, d'où qu'il vienne, est de sa nature infectieux et nuisible. Mais l'on ne peut pas vous blâmer de cet acte, parce que vous ne faites que suivre la méthode classique qui enseigne une chose invraisemblable, à savoir qu'il est louable d'injecter du pus dans le sang.

Quand enfin comprendra-t-on que le pus variolique — et peu importe qu'il soit d'origine bovine ou humaine — est un déchet organique qui doit, comme tel, retourner à la terre, ce grand laboratoire de transformation.

Chose singulière ! tous les médecins comprennent et pratiquent ce que je viens de dire ; et, sachant combien le pus est dangereux au point de vue d'une septicémie possible, ils prennent toutes sortes de précautions pour l'empêcher de pénétrer dans le torrent circulatoire. Mais une fois que ces mêmes médecins, quittant le caractère scientifique qui les distingue et les honore, se mettent en devoir d'accomplir les fonctions que leur a léguées une Divinité, l'Immortel Jenner, tout change alors ! Ce ne sont plus des hommes, ni même des médecins, ce sont des prêtres qui accomplissent froidement, solennellement les devoirs de leur sacerdoce.

Le pus, consacré par leur dieu, n'est plus du pus : c'est la lymphe sacrée qui préserve de la maladie et confère la santé.

Le Jennériste, armé de sa lancette et en train de semer le pus sacré, me rappelle le Druide de nos ancêtres, tenant en main la serpe d'or et coupant le gui sacré.

Je m'explique le Druide, mais je ne comprends pas le Jennériste. Non, je ne le comprends pas ! en agissant ainsi le médecin est au-dessous de sa tâche et de son devoir, il recule au lieu d'avancer.

Hé quoi ! pendant que tout se développe autour de nous, que tout progresse visiblement, serions-nous seuls à rester en arrière?

Continuerons-nous encore longtemps à semer du pus de vache?

Est-ce que les Jennéristes n'ont pas eu le temps nécessaire d'expérimenter leur mystérieuse découverte?

Avec elle ils devaient supprimer rapidement la variole : l'épidémie de Marseille leur a donné un démenti sans réplique.

Cette découverte soi-disant humanitaire n'a servi à rien ; elle n'a servi qu'à faire du mal, beaucoup de mal.

Et la preuve que les Jennéristes ont échoué, c'est que, je le répète, l'Angleterre qui a été le berceau de cette découverte néfaste, est la première à abolir la loi sur la vaccination obligatoire.

Et après elle, je ne puis trop le redire, à peu près tous les cantons de la Suisse qui avaient rendu la vaccination obligatoire, l'ont abolie à leur tour.

Ces puissances qui n'agissent pas à la légère, auraient-elles aboli cette loi, si elle avait donné de bons résultats? certainement non. Et si elles l'ont abolie, c'est qu'elles l'ont jugée mauvaise et contraire à la santé publique.

Je me réjouis donc de ces événements ; parce que, mieux que toutes mes paroles, ils contribueront à faire tomber la *légende* de la variole.

Je vous engage par conséquent, mon cher Confrère, à ne pas rester en arrière, à marcher avec votre temps, avec le progrès, à être en somme un homme du XXme siècle.

Oui ! évoluez pour votre bien d'abord, évoluez ensuite pour le bien de l'humanité, et évoluez enfin pour l'honneur du corps médical.

✦

AVIS

Comme chacun est libre d'interpréter, d'après ses idées, les travaux que j'ai publiés sur la variole pour démontrer que cette maladie n'existe pas, je termine ma brochure par la lettre ouverte suivante.

C'est une sorte de profession de foi, dans laquelle j'affirme de nouveau et sans ambages que la variole est une chimère.

Je suis un *innovateur* et non un *antivaccinateur*.

A Monsieur F. VERGAUWEN,
Directeur du Journal « Le Médecin »
de Bruxelles.

Monsieur le Directeur,

Je vous remercie d'avoir publié dans votre estimable journal « Le Médecin », le 30 Juin 1908, un article, « La variole et les lois de la nature », paru dans le *Réveil Médical* de Paris, et 15 jours après un autre article sur le même sujet de mon excellent confrère, Monsieur le Docteur H. Boucher.

J'aurais répondu plus tôt à l'article de mon confrère, si le temps ne m'avait pas fait défaut ; et j'ai attendu d'avoir terminé ma nouvelle brochure sur la variole pour m'acquitter de ce devoir. Encore je ne réponds au long article de mon confrère que par un seul mot : merci. Je ne retiens que le titre « un nouvel adepte de l'antivaccination ».

Mon Dieu ! en langage usuel et même scientifique, tout individu qui combat la vaccination ne peut pas être appelé autrement qu'un antivaccinateur. Aussi je n'en veux pas à mon confrère de m'avoir donné ce titre, plutôt honorable ; tout le monde en aurait fait autant.

Et pourtant je me défends d'être un antivaccinateur.

Je m'explique.

Si mon confrère, au lieu de dépenser un réel talent à discuter tant de choses qui ne me disent rien, parce qu'elles sortent de mon cadre, avait cherché à pénétrer l'esprit de ma méthode, il aurait vu que j'ai découvert les moyens abortifs, curatifs et préservatifs d'une maladie qui n'est pas la variole ; car à mes yeux la variole n'existe pas. C'est une chimère que j'abandonne aux vaccinateurs et aux antivaccinateurs.

Ces deux antagonistes sont vis-à-vis l'un de l'autre dans une situation fausse et limitée ; car, tout en se combattant, l'un a besoin de l'autre pour exister.

En effet si l'antivaccinateur par exemple obtenait une victoire complète, il se suiciderait ; parce que sans vaccinateurs, il ne peut pas y avoir d'antivaccinateurs. L'un entraîne fatalement la disparition de l'autre ; et si cela arrivait, la discussion serait close faute de contradicteurs.

Mais ce n'est pas ainsi que se terminera la lutte entre vaccinateurs et antivaccinateurs.

Cette vieille animosité tombera d'elle-même, lorsque l'heure de la disparition de la variole sonnera au cadran de l'humanité ; car ce qui fait qu'ils ne s'entendent pas, c'est qu'ils croient l'un et l'autre à l'existence d'une chose chimérique, à la variole.

Or la variole, étant une erreur, ne peut pas durer, la vérité seule dure éternellement, par conséquent la variole doit disparaître.

C'est la loi inéluctable du progrès qui dissipe une à une les erreurs de l'ignorance humanitaire.

Mais en attendant que cet heureux événement se produise, en attendant que l'heure sonne, permettez-moi, mes chers Confrères, de saluer, une dernière fois peut-être, ces deux vieux lutteurs qui ont droit à la reconnaissance des hommes, parce qu'ils ont contribué à la manifestation de la vérité, l'un, en pratiquant de bonne foi une chose enfantine, et l'autre, en reprochant âprement cette chose et d'autres, sans rien faire de mieux.

Comme deux bons acteurs, ils ont joué inconsciemment, mais adroitement, une comédie nécessaire ; nécessaire puisqu'elle a fait naître les réflexions que j'expose aujourd'hui, réflexions qui mènent droit à la vérité.

Et lorsque le rideau sera tombé, c'est-à-dire lorsque la vérité sera connue de tout le monde, ces deux acteurs très méritants, je le répète, s'en iront bras dessus bras dessous prendre un repos bien gagné, en disant : « Enfin ! è finita la comedia. »

La variole, on ne tardera pas à s'en apercevoir, a été comme une pomme de discorde qu'une fée malfaisante aurait jetée au milieu des membres du corps médical, pour les diviser ; et tant que les médecins persisteront dans leur erreur, en croyant à la variole, la discorde sera toujours au milieu d'eux.

Je souhaite donc que tous les médecins, sans distinction aucune, se mettent d'accord pour débarrasser la société de cette affreuse maladie, cause incessante de désunion, d'erreur et même de mort.

C'est si simple ! et c'est si facile à faire ! car quel est le médecin qui n'a pas appris à soigner une hémorragie ?

Ne pensons donc plus à la variole ! elle n'existe pas, ou plutôt elle n'a jamais existé.

Ne pensons plus au vaccin qui est désormais sans emploi, puisque la bête est morte.

Mais pensons sérieusement aux meilleurs moyens curatifs et préservatifs de l'hémorragie toxinique qui attend depuis des siècles que nous nous occupions d'elle.

Et nunc... erudimini..., et maintenant instruisez-vous, mes chers Confrères ; méditez l'enseignement profond que nous donne la nature, en nous dévoilant ce secret ; et voyez à quoi se réduit cette question néfaste qui a fait couler des flots d'encre, et des ruisseaux de larmes aussi, hélas ! elle se réduit à une vulgaire et inoffensive hémorragie.

N'est-ce pas troublant pour l'orgueil de l'esprit humain ?

Voilà, Monsieur le Directeur, ce que j'aurais voulu que mon confrère comprenne dans « La variole et les lois de la nature » ; et voilà ce que je voudrais faire comprendre, pour le bien de l'humanité, à tous mes confrères de l'Univers.

Je vous prie d'agréer, Monsieur le Directeur, avec mes remerciements, l'expression de mes sentiments les plus distingués.

Marseille, le 25 Septembre 1908

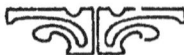

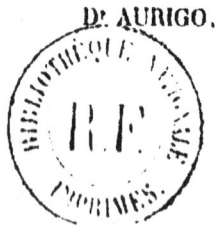

Dr AURIGO.

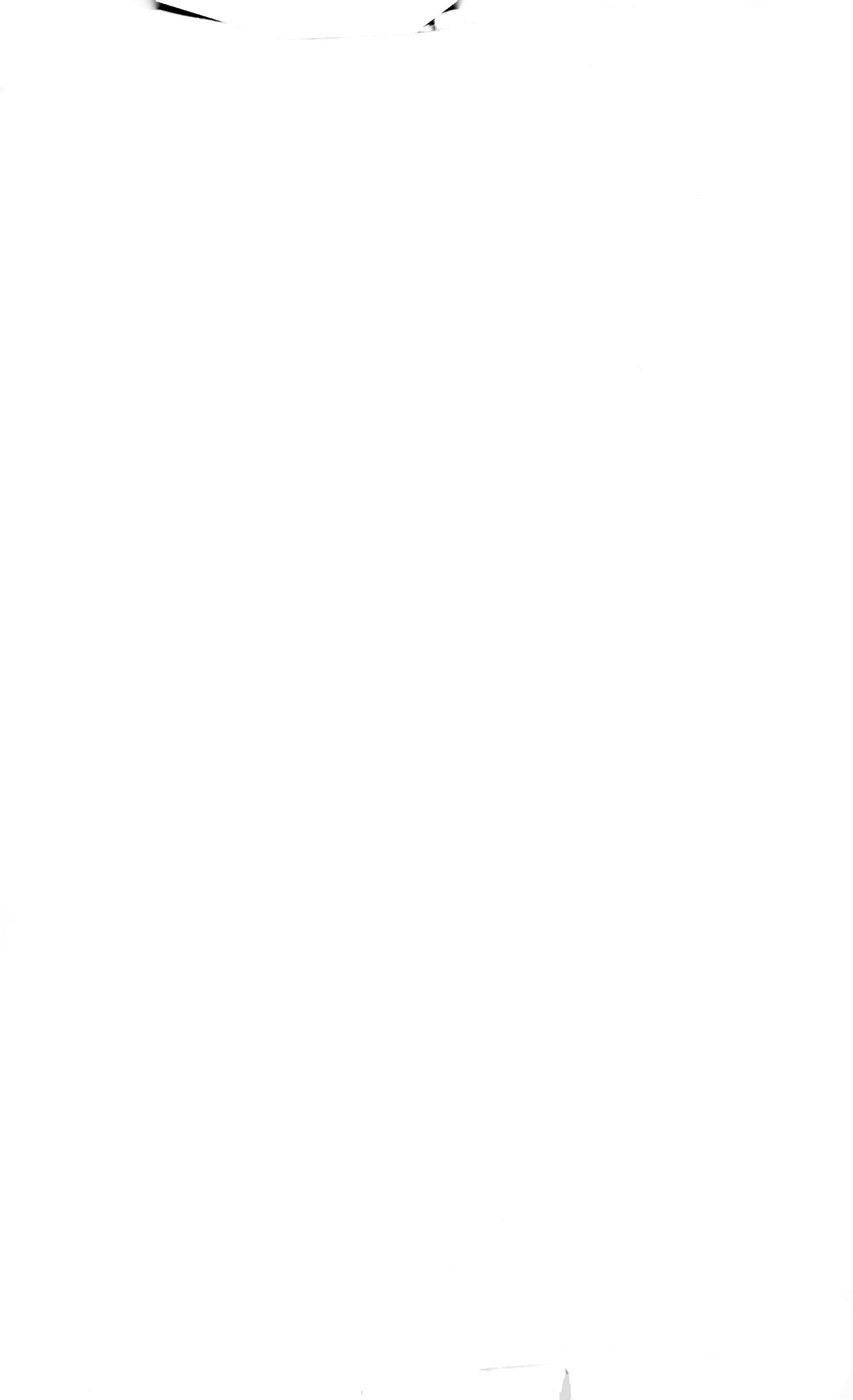

www.ingramcontent.com/pod-product-compliance
Lightning Source LLC
Chambersburg PA
CBHW071441200326
41520CB00014B/3783